走进无偿献血

青岛市中心血站　主编

U0189616

中国海洋大学出版社
·青岛·

图书在版编目（CIP）数据

走进无偿献血 / 青岛市中心血站主编 . —青岛：
中国海洋大学出版社，2017.10
ISBN 978-7-5670-1634-7

Ⅰ. ①走… Ⅱ. ①青… Ⅲ. ①献血－卫生宣传－青岛
Ⅳ. ①R193.3

中国版本图书馆 CIP 数据核字（2017）第 289827 号

出版发行	中国海洋大学出版社
社　　址	青岛市香港东路 23 号　　邮政编码 266071
出 版 人	杨立敏
网　　址	http://www.ouc-press.com
电子信箱	zhengxuejiao@ouc-press.com
订购电话	0532-82032573（传真）
责任编辑	郑雪姣　　　　　　　　电　　话 0532-85901092
印　　制	青岛国彩印刷有限公司
版　　次	2018 年 1 月第 1 版
印　　次	2018 年 1 月第 1 次印刷
成品尺寸	140 mm × 210 mm
印　　张	2.375
字　　数	97 千
印　　数	1—5100
定　　价	25.00 元

发现印装质量问题，请致电 0532-88194567，由印刷厂负责调换。

编 者 寄 语

健康是幸福之本,血液是生命之源。无偿献血是城市文明的名片,青岛无偿献血健康科普倾情打造捐献热血、救助生命的健康平台,互助奉献、传递真情的爱心平台,弘扬正气、促进和谐的文明平台,在全市范围内构建了以血液健康为主体的健康促进与教育的新模式,推动无偿献血公益事业健康、稳定、持续发展。

为全方位、多维度推进无偿献血健康宣教工作,普及健康知识,传播健康理念,促进"健康青岛""文明青岛"建设,青岛市中心血站策划、编撰了无偿献血健康科普知识读本——《走进无偿献血》。本书的出版填补了青岛市专门面向社会公众科普宣传无偿献血及血液知识的空白,期望对全民血液科学知识普及水平提高起到抛砖引玉的作用。本书内容通俗易懂、图文并茂、知识性与趣味性兼具,既可普及无偿献血和血液科学知识,又可激发社会公众对无偿献血及志愿服务的兴趣。

在本书付梓之际,向所有支持和帮助书稿编写工作的领导、同事、朋友表示衷心的感谢。因作者水平有限,书中难免存在不足之处,恳请广大读者多提宝贵意见。

逄淑涛

2017 年 4 月于青岛

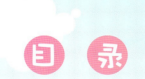

目 录

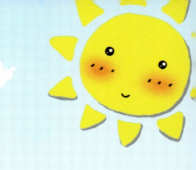

无偿献血相关法律法规(节选)

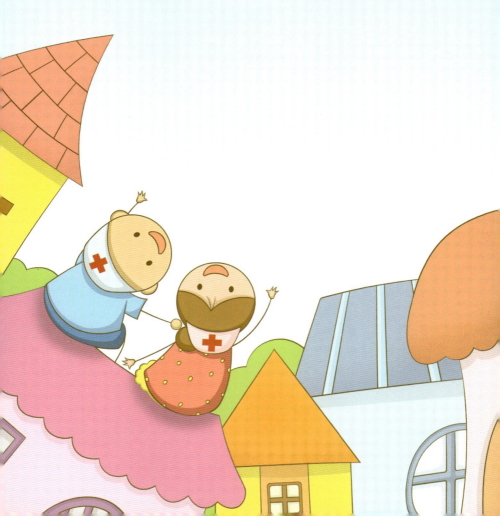

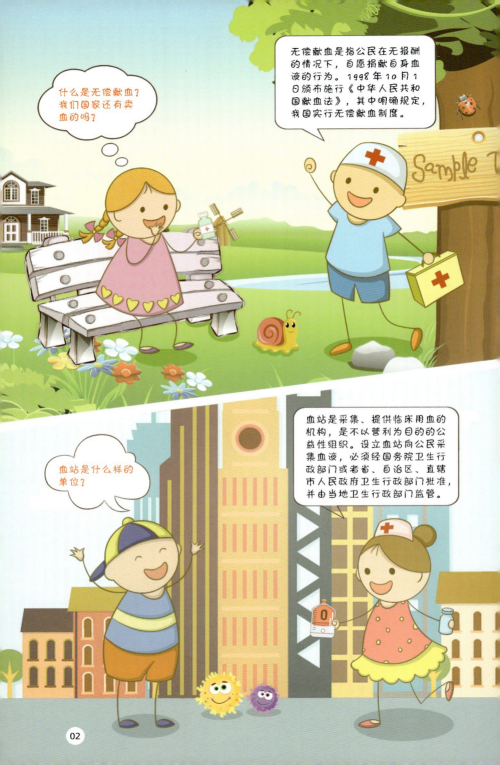

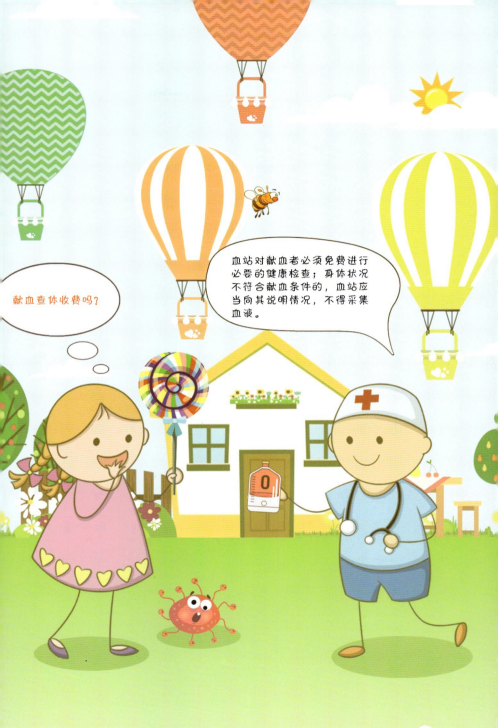

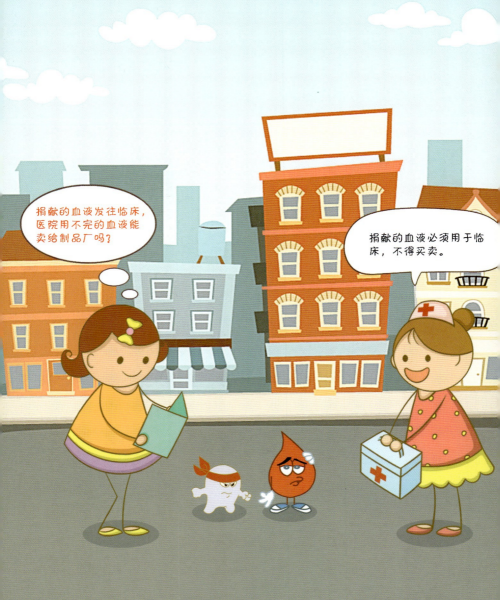

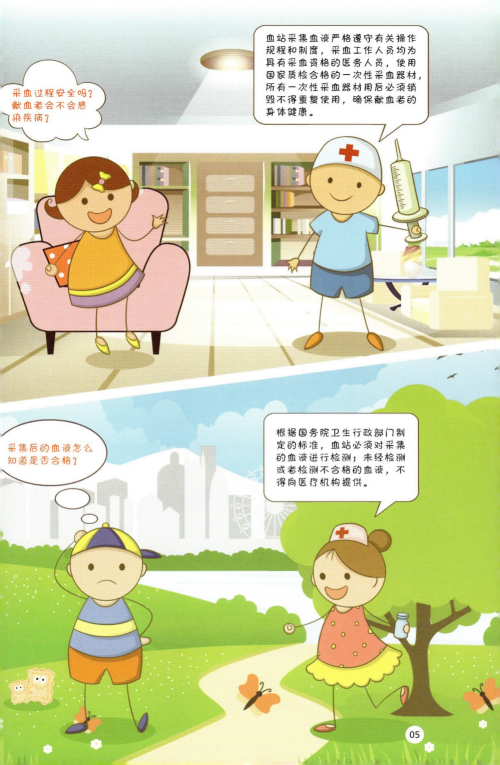

采血过程安全吗？献血者会不会感染疾病？

血站采集血液严格遵守有关操作规程和制度，采血工作人员均为具有采血资格的医务人员，使用国家质检合格的一次性采血器材，所有一次性采血器材用后必须销毁不得重复使用，确保献血者的身体健康。

采集后的血液怎么知道是否合格？

根据国务院卫生行政部门制定的标准，血站必须对采集的血液进行检测；未经检测或者检测不合格的血液，不得向医疗机构提供。

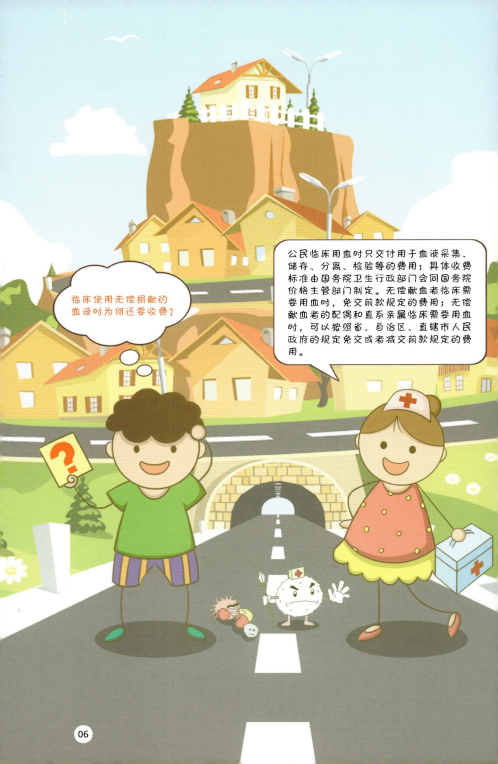

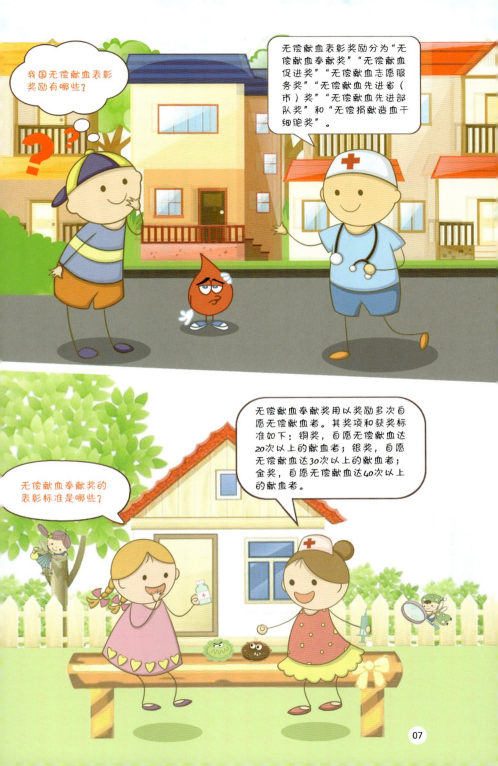

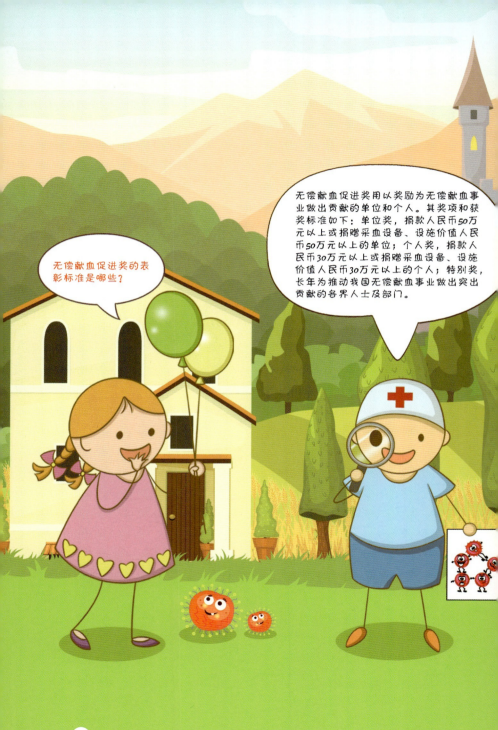

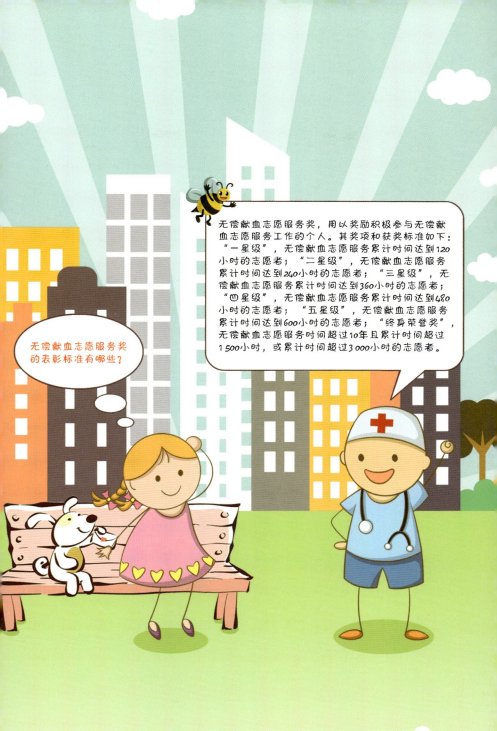

无偿献血志愿服务奖，用以奖励积极参与无偿献血志愿服务工作的个人。其奖项和获奖标准如下："一星级"，无偿献血志愿服务累计时间达到120小时的志愿者；"二星级"，无偿献血志愿服务累计时间达到240小时的志愿者；"三星级"，无偿献血志愿服务累计时间达到360小时的志愿者；"四星级"，无偿献血志愿服务累计时间达到480小时的志愿者；"五星级"，无偿献血志愿服务累计时间达到600小时的志愿者；"终身荣誉奖"，无偿献血志愿服务时间超过10年且累计时间超过1 500小时，或累计时间超过3 000小时的志愿者。

无偿献血志愿服务奖的表彰标准有哪些？

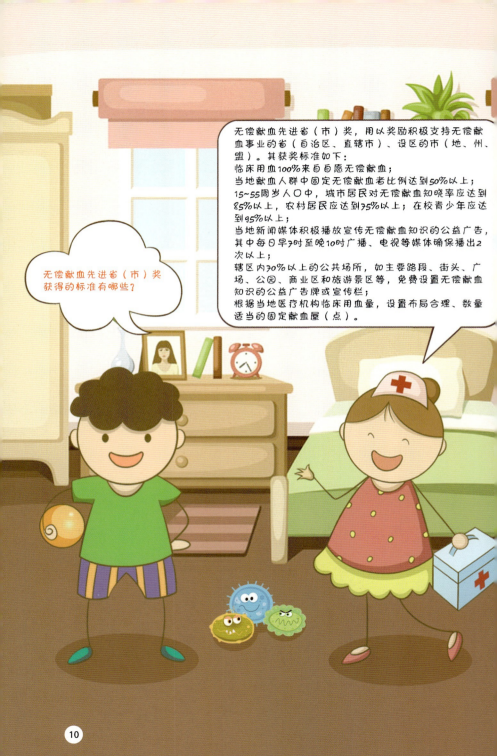

无偿献血先进省（市）奖，用以奖励积极支持无偿献血事业的省（自治区、直辖市）、设区的市（地、州、盟）。其获奖标准如下：

临床用血100%来自自愿无偿献血；

当地献血人群中固定无偿献血者比例达到50%以上；

15~55周岁人口中，城市居民对无偿献血知晓率应达到85%以上，农村居民应达到75%以上；在校青少年应达到95%以上；

当地新闻媒体积极播放宣传无偿献血知识的公益广告，其中每日早7时至晚10时广播、电视等媒体确保播出2次以上；

辖区内70%以上的公共场所，如主要路段、街头、广场、公园、商业区和旅游景区等，免费设置无偿献血知识的公益广告牌或宣传栏；

根据当地医疗机构临床用血量，设置布局合理、数量适当的固定献血屋（点）。

无偿献血先进省（市）奖获得的标准有哪些？

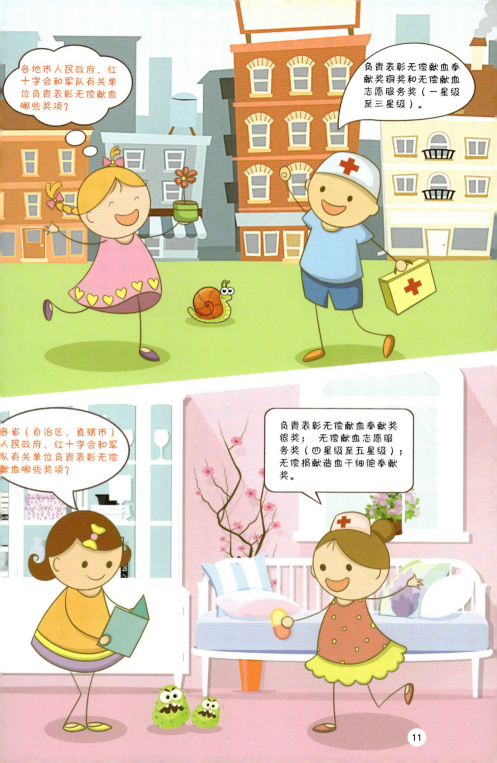

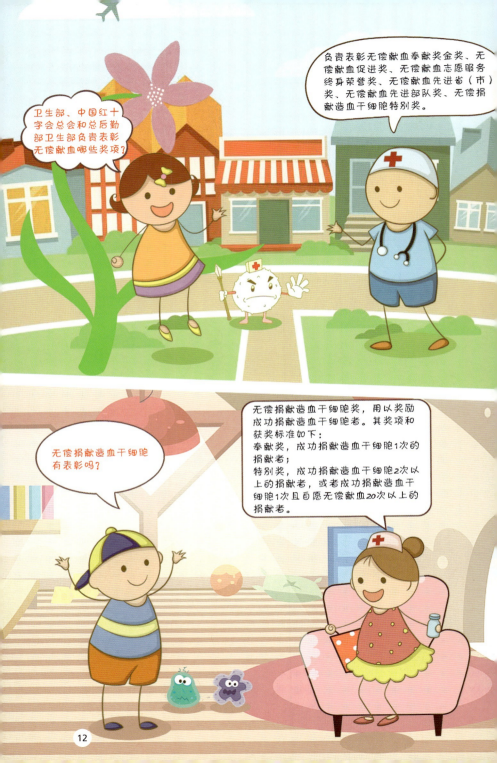

卫生部、中国红十字会总会和总后勤部卫生部负责表彰无偿献血哪些奖项？

负责表彰无偿献血奉献奖金奖、无偿献血促进奖、无偿献血志愿服务终身荣誉奖、无偿献血先进省（市）奖、无偿献血先进部队奖、无偿捐献造血干细胞特别奖。

无偿捐献造血干细胞有表彰吗？

无偿捐献造血干细胞奖，用以奖励成功捐献造血干细胞者。其奖项和获奖标准如下：
奉献奖，成功捐献造血干细胞1次的捐献者；
特别奖，成功捐献造血干细胞2次以上的捐献者，或者成功捐献造血干细胞1次且自愿无偿献血20次以上的捐献者。

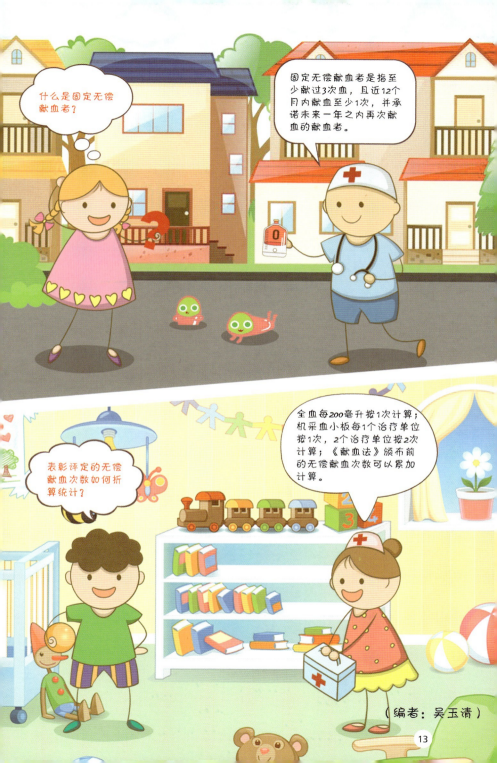

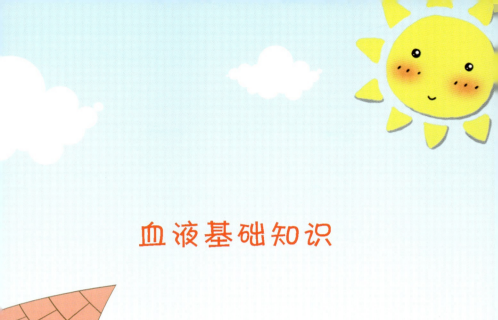

血液基础知识

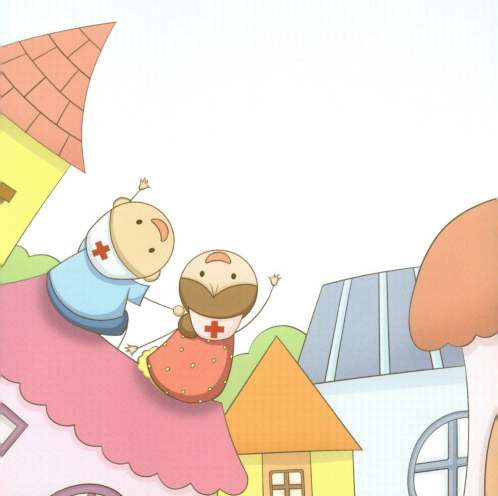

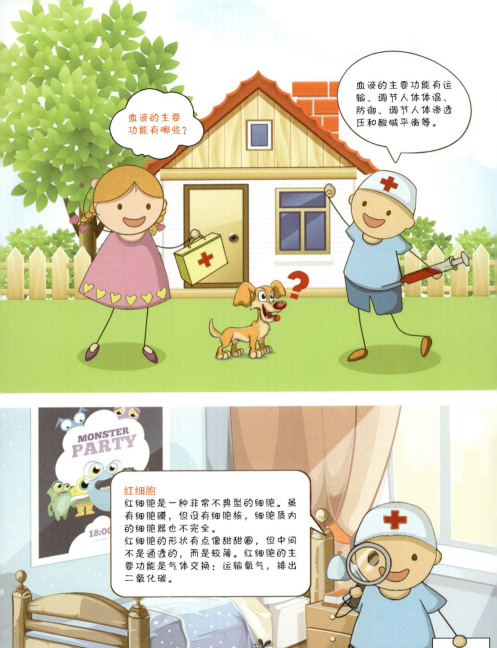

血液的主要功能有哪些?

血液的主要功能有运输、调节人体体温、防御、调节人体渗透压和酸碱平衡等。

红细胞

红细胞是一种非常不典型的细胞。虽有细胞膜,但没有细胞核,细胞质内的细胞器也不完全。

红细胞的形状有点像甜甜圈,但中间不是通透的,而是较薄。红细胞的主要功能是气体交换:运输氧气,排出二氧化碳。

MONSTER PARTY

18:00

白细胞的功能及分类

白细胞

白细胞的主要功能是杀灭细菌，抵御炎症，参与体内免疫发生过程。白细胞是我们身体内的战斗英雄，各种白细胞数目虽少，但是都活力十足、充满战斗精神。

嗜中性粒细胞

是第一线的勇士。它相当好动，而且其移动是有目标的。嗜中性粒细胞在血液中不停巡视，一旦发现有细菌感染之处，它们有秩序且迅速地黏住血管内皮细胞，在上面滚几圈，穿过内皮细胞，进入受感染的组织。到了目的地后，嗜中性粒细胞很快展现出特殊功能——吞噬细菌，并利用其丰富的酶产生强有力的杀菌物把细菌杀死，但它自身也舍身成仁。在杀菌过程中，嗜中性粒细胞身亡而释放出的酶也会伤害到邻近的细胞及组织，引起发炎。

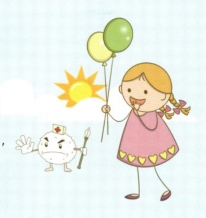

淋巴细胞

淋巴细胞平时是相当安静地随血液循环而行。β淋巴细胞的主要功能是制造抗体，抗体在对抗微生物方面扮演重要角色。T淋巴细胞的功能相当复杂，根据功能不同可细分为许多种。除了能协助β淋巴细胞调控抗体的生产以外，还可以分泌多种细胞介素，再经由这些细胞介素抑制外来的微生物。有一种T淋巴细胞专门巡视是否有癌细胞存在，并可以有效杀死癌细胞。这种T淋巴细胞，有人命名为杀手淋巴细胞（细胞毒性淋巴细胞）。

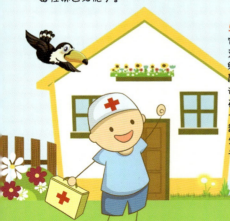

单核细胞

它的任务与嗜中性粒细胞相似，主要也是消灭细菌，但杀菌方法不同。如果说嗜中性粒细胞是穿制服的警察，那么单核细胞就是潜居危险区的卧底警探。单核细胞平时就会穿过血管壁进入组织中，变身巨噬细胞，潜伏在肺腔、腹腔等器官，成为当地的永久居民，一旦有细菌，尤其是结核病细菌，侵入体内器官，这些巨噬细胞会将细菌吞入，同时产生活性十足的化学物以及强有力的酶，抑制并破坏细菌。

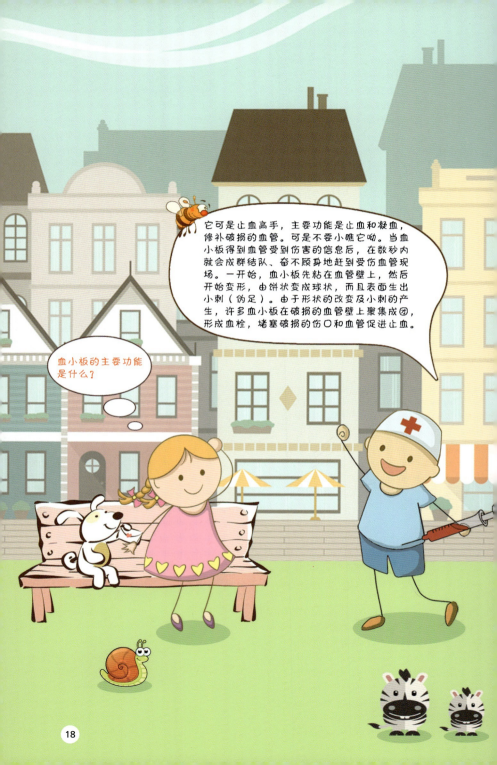

它可是止血高手，主要功能是止血和凝血，修补破损的血管。可是不要小瞧它呦。当血小板得到血管受到伤害的信息后，在数秒内就会成群结队、奋不顾身地赶到受伤血管现场。一开始，血小板先粘在血管壁上，然后开始变形，由饼状变成球状，而且表面生出小刺（伪足）。由于形状的改变及小刺的产生，许多血小板在破损的血管壁上聚集成团，形成血栓，堵塞破损的伤口和血管促进止血。

血小板的主要功能是什么？

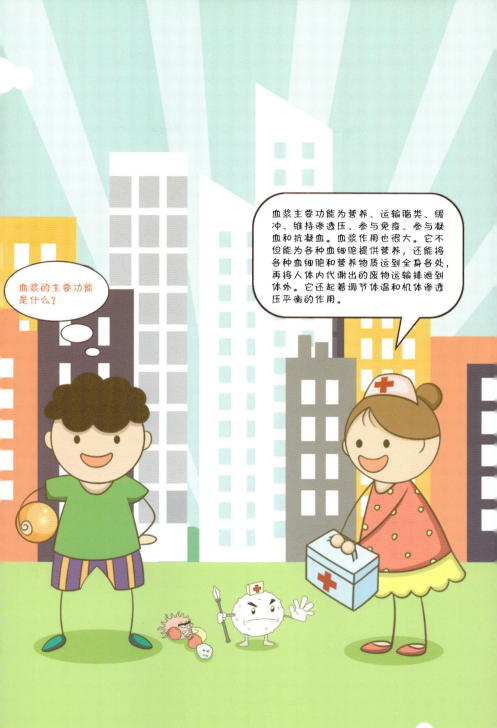

19

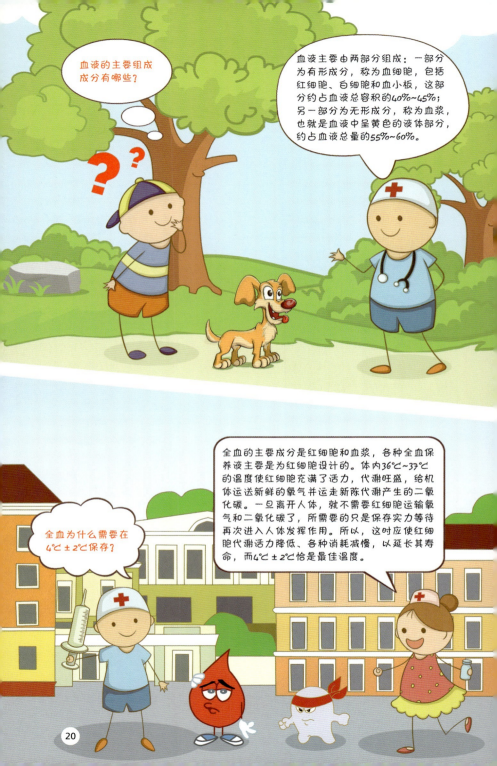

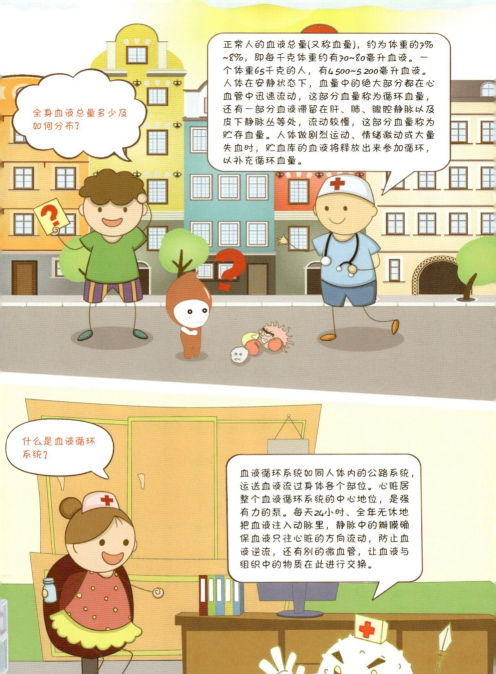

全身血液总量多少及如何分布？

正常人的血液总量(又称血量)，约为体重的7%~8%，即每千克体重约有70~80毫升血液。一个体重65千克的人，有4 500~5 200毫升血液。人体在安静状态下，血量中的绝大部分都在心血管中迅速流动，这部分血量称为循环血量，还有一部分血液滞留在肝、肺、腹腔静脉以及皮下静脉丛等处，流动较慢，这部分血量称为贮存血量。人体做剧烈运动、情绪激动或大量失血时，贮血库的血将释放出来参加循环，以补充循环血量。

什么是血液循环系统？

血液循环系统如同人体内的公路系统，运送血液流过身体各个部位。心脏居整个血液循环系统的中心地位，是强有力的泵。每天24小时、全年无休地把血液注入动脉里，静脉中的瓣膜确保血液只往心脏的方向流动，防止血液逆流，还有别的微血管，让血液与组织中的物质在此进行交换。

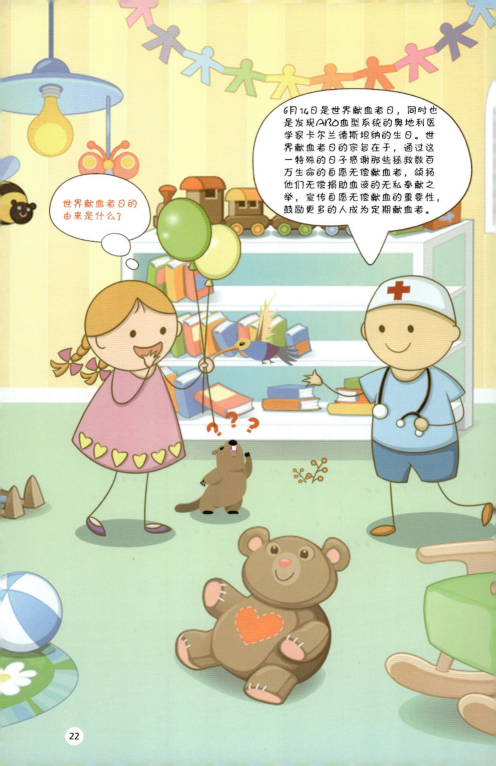

什么是血型？

血型是人类的一种遗传标记。人们把血液中的红细胞分成各种类型。

父母各自遗传给子女一个血型等位基因，组成子女的血型。通常所说的 ABO 血型，就是对血液中红细胞所带有的不同抗原物质以及血浆中所具有的不同抗体而言的。

不同血型红细胞上的抗原和血清中的抗体

血型	红细胞上的抗原	血清中的抗体
A	A 抗原	抗 B 抗体
B	B 抗原	抗 A 抗体
O	无 A 抗原，无 B 抗原	抗 A 抗体，抗 B 抗体
AB	A 抗原，B 抗原	无抗 A 抗体，无抗 B 抗体

双亲与子女的血型关系

父母血型	子女会出现的血型	子女不会出现的血型
O 与 O	O	A、B、AB
A 与 O	A、O	B、AB
A 与 A	A、O	B、AB
A 与 B	A、B、AB、O	/
A 与 AB	A、B、AB	O
B 与 O	B、O	A、AB
B 与 B	B、O	A、AB
B 与 AB	A、B、AB	O
AB 与 O	A、B	O、AB
AB 与 AB	A、B、AB	O

注：仅限符合孟德尔遗传规律的情况

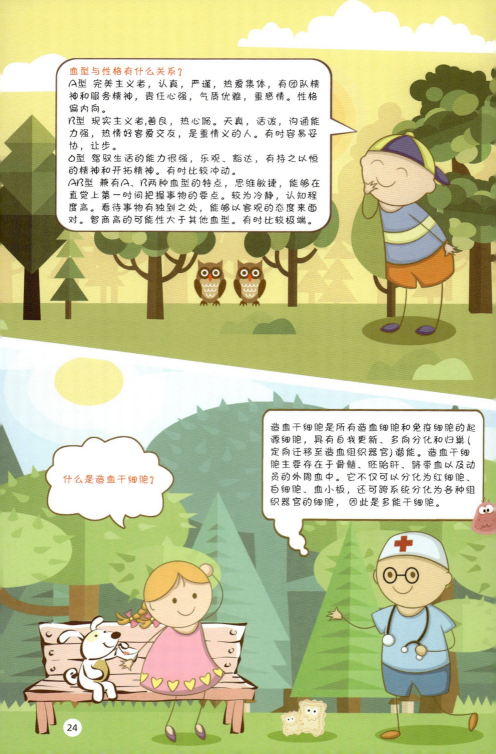

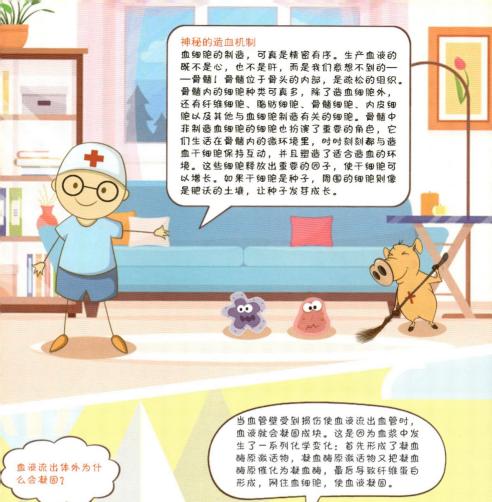

神秘的造血机制

血细胞的制造，可真是精密有序。生产血液的既不是心，也不是肝，而是我们意想不到的——骨髓！骨髓位于骨头的内部，是疏松的组织。骨髓内的细胞种类可真多，除了造血细胞外，还有纤维细胞、脂肪细胞、骨髓细胞、内皮细胞以及其他与血细胞制造有关的细胞。骨髓中非制造血细胞的细胞也扮演了重要的角色，它们生活在骨髓内的微环境里，时时刻刻都与造血干细胞保持互动，并且塑造了适合造血的环境。这些细胞释放出重要的因子，使干细胞可以增长。如果干细胞是种子，周围的细胞则像是肥沃的土壤，让种子发芽成长。

当血管壁受到损伤使血液流出血管时，血液就会凝固成块。这是因为血浆中发生了一系列化学变化：首先形成了凝血酶原激活物，凝血酶原激活物又把凝血酶原催化为凝血酶，最后导致纤维蛋白形成，网住血细胞，使血液凝固。

血液流出体外为什么会凝固？

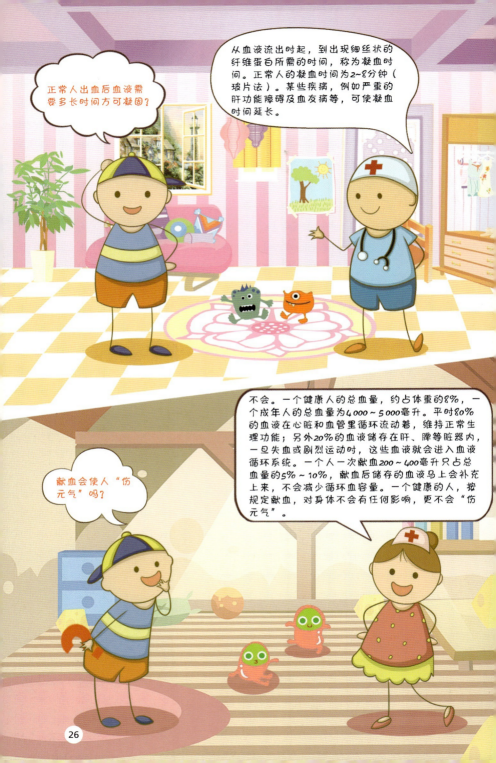

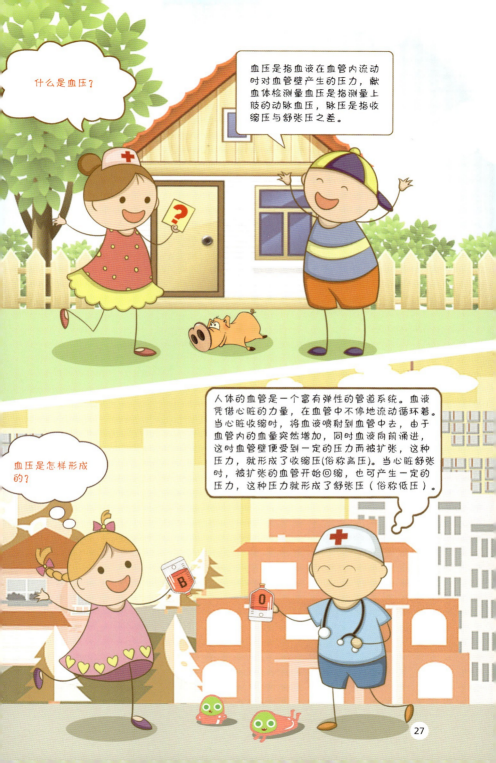

什么是血压？

血压是指血液在血管内流动时对血管壁产生的压力，献血体检测量血压是指测量上肢的动脉血压，脉压是指收缩压与舒张压之差。

血压是怎样形成的？

人体的血管是一个富有弹性的管道系统。血液凭借心脏的力量，在血管中不停地流动循环着。当心脏收缩时，将血液喷射到血管中去，由于血管内的血量突然增加，同时血液向前涌进，这时血管壁便受到一定的压力而被扩张，这种压力，就形成了收缩压(俗称高压)。当心脏舒张时，被扩张的血管开始回缩，也可产生一定的压力，这种压力就形成了舒张压（俗称低压）。

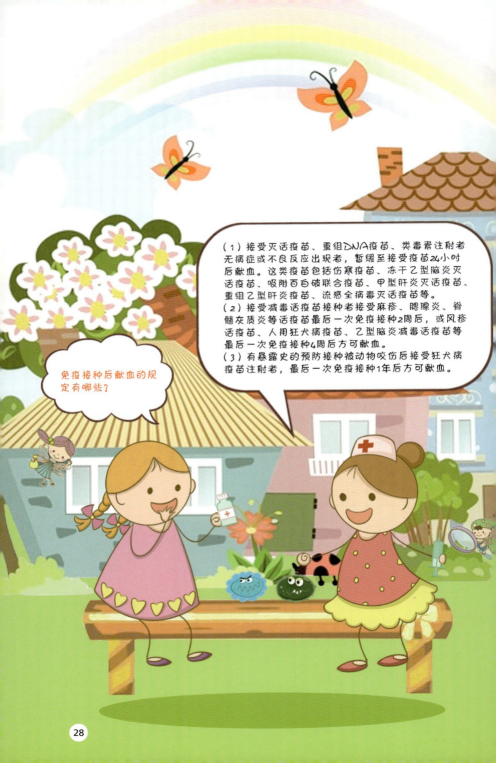

（1）接受灭活疫苗、重组DNA疫苗、类毒素注射者无病症或不良反应出现者，暂缓至接受疫苗24小时后献血。这类疫苗包括伤寒疫苗、冻干乙型脑炎灭活疫苗、吸附百白破联合疫苗、甲型肝炎灭活疫苗、重组乙型肝炎疫苗、流感全病毒灭活疫苗等。

（2）接受减毒活疫苗接种者接受麻疹、腮腺炎、脊髓灰质炎等活疫苗最后一次免疫接种2周后，或风疹活疫苗、人用狂犬病疫苗、乙型脑炎减毒活疫苗等最后一次免疫接种4周后方可献血。

（3）有暴露史的预防接种被动物咬伤后接受狂犬病疫苗注射者，最后一次免疫接种1年后方可献血。

免疫接种后献血的规定有哪些？

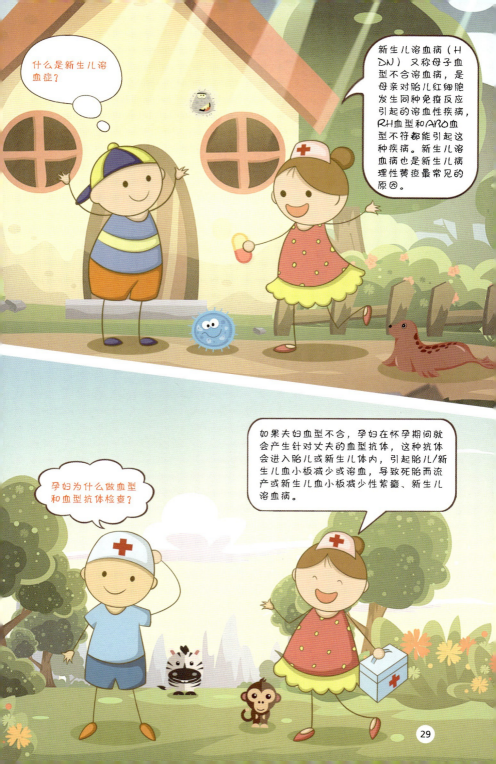

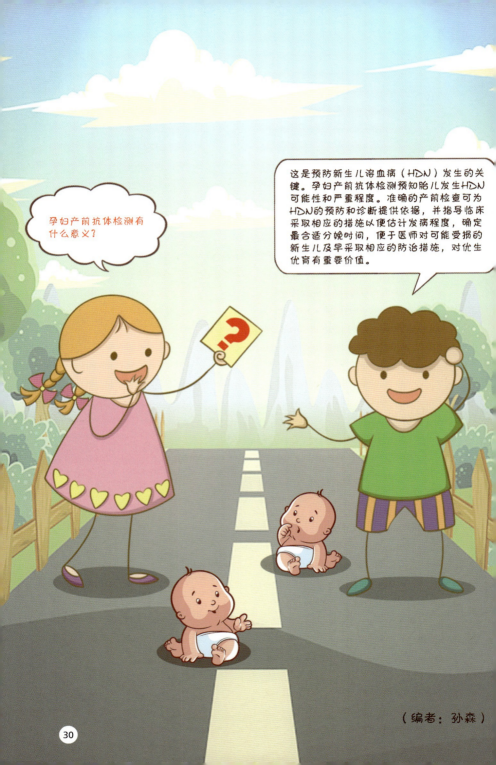

（编者：孙森）

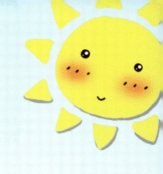

常见知识问答

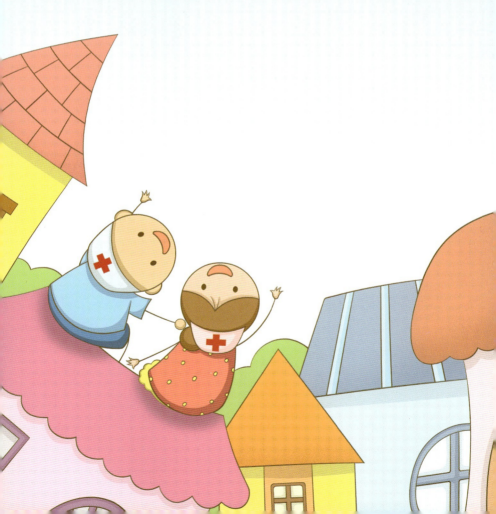

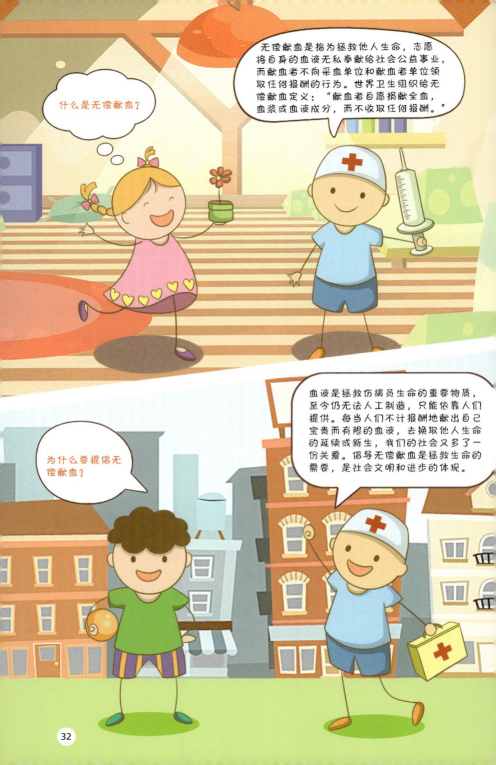

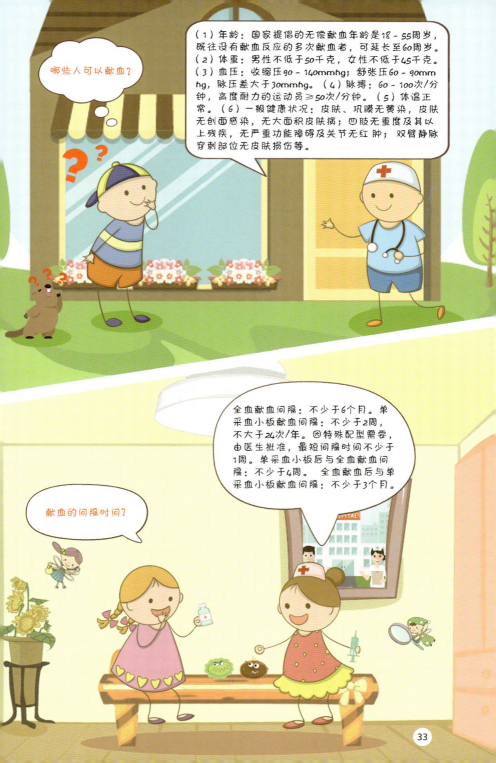

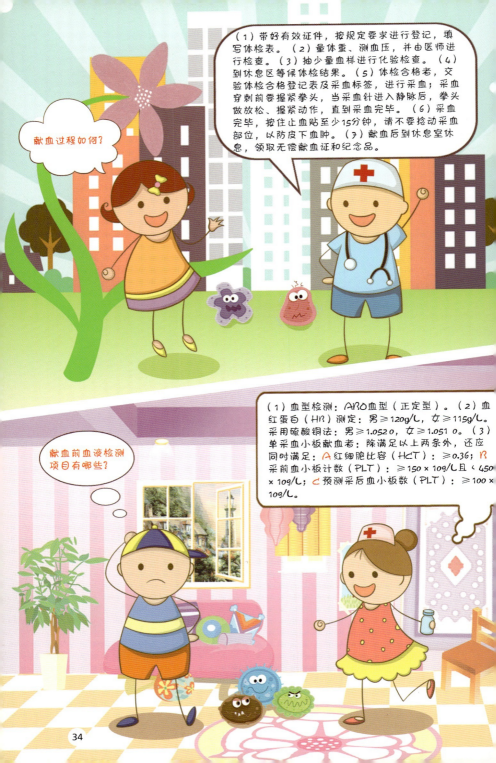

献血过程如何？

（1）带好有效证件，按规定要求进行登记，填写体检表。（2）量体重、测血压，并由医师进行检查。（3）抽少量血样进行化验检查。（4）到休息区等候体检结果。（5）体检合格者，交验体检合格登记表及采血标签，进行采血；采血穿刺前要握紧拳头，当采血针进入静脉后，拳头做放松、握紧动作，直到采血完毕。（6）采血完毕，按住止血贴至少15分钟，请不要捻压采血部位，以防皮下血肿。（7）献血后到休息室休息，领取无偿献血证和纪念品。

献血前血液检测项目有哪些？

（1）血型检测：ABO血型（正定型）。（2）血红蛋白（HB）测定：男≥120g/L，女≥115g/L。采用硫酸铜法：男≥1.052 0，女≥1.051 0。（3）单采血小板献血者：除满足以上两条外，还应同时满足：A 红细胞比容（HCT）：≥0.36；B 采前血小板计数（PLT）：≥150×10⁹/L且＜450×10⁹/L；C 预测采后血小板数（PLT）：≥100×10⁹/L。

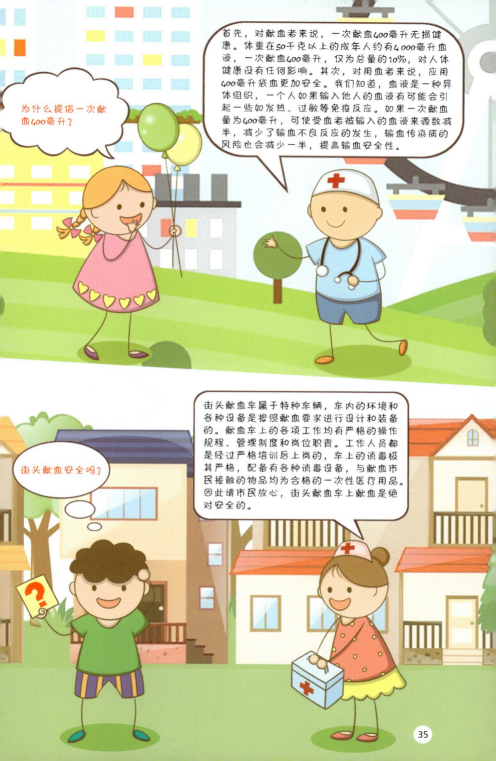

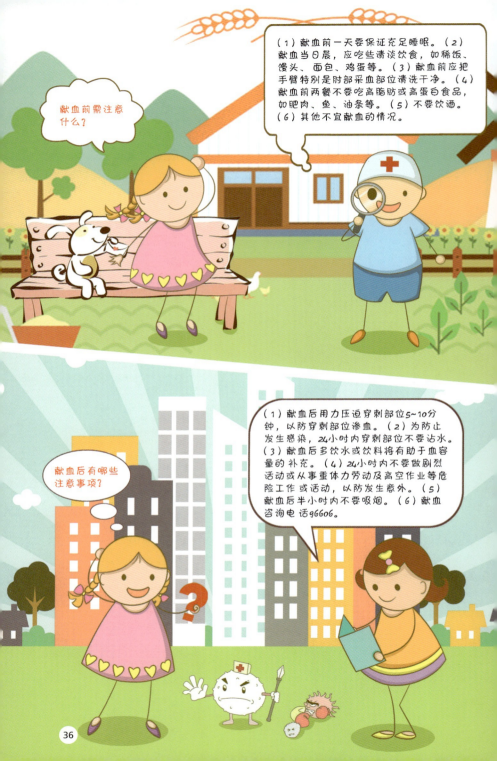

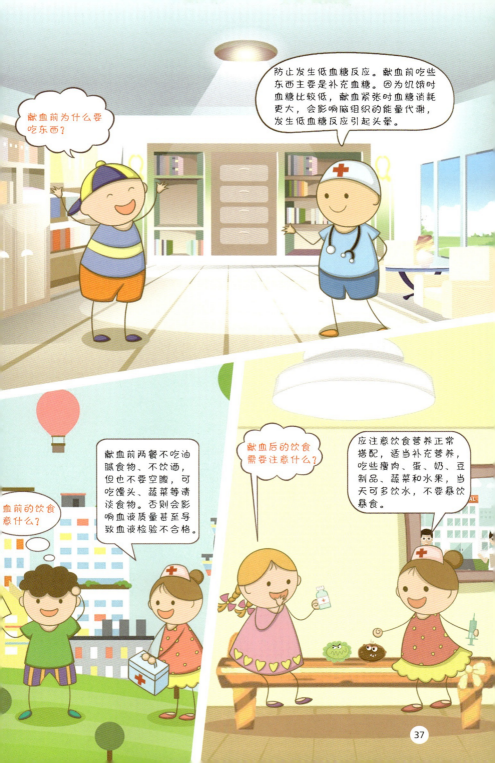

献血前为什么要吃东西？

防止发生低血糖反应。献血前吃些东西主要是补充血糖。因为饥饿时血糖比较低，献血紧张时血糖消耗更大，会影响脑组织的能量代谢，发生低血糖反应引起头晕。

血前的饮食意什么？

献血前两餐不吃油腻食物、不饮酒，但也不要空腹，可吃馒头、蔬菜等清淡食物。否则会影响血液质量甚至导致血液检验不合格。

献血后的饮食需要注意什么？

应注意饮食营养正常搭配，适当补充营养，吃些瘦肉、蛋、奶、豆制品、蔬菜和水果，当天可多饮水，不要暴饮暴食。

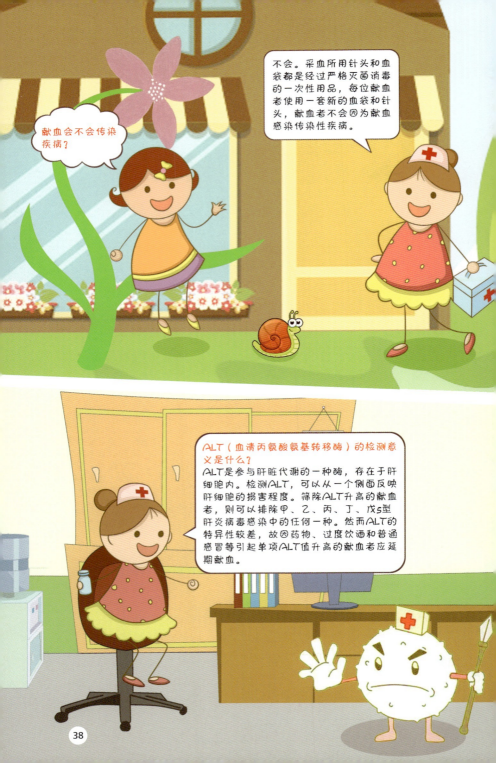

献血会不会传染疾病？

不会。采血所用针头和血袋都是经过严格灭菌消毒的一次性用品，每位献血者使用一套新的血袋和针头，献血者不会因为献血感染传染性疾病。

ALT（血清丙氨酸氨基转移酶）的检测意义是什么？
ALT是参与肝脏代谢的一种酶，存在于肝细胞内。检测ALT，可以从一个侧面反映肝细胞的损害程度。筛除ALT升高的献血者，则可以排除甲、乙、丙、丁、戊5型肝炎病毒感染中的任何一种。然而ALT的特异性较差，故因药物、过度饮酒和普通感冒等引起单项ALT值升高的献血者应延期献血。

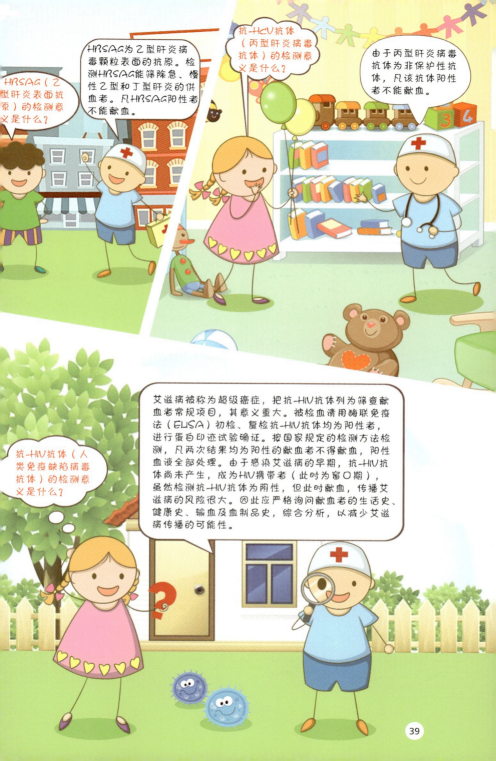

HBSAG（乙型肝炎表面抗原）的检测意义是什么？

HBSAG为乙型肝炎病毒颗粒表面的抗原。检测HBSAG能筛除急、慢性乙型和丁型肝炎的供血者。凡HBSAG阳性者不能献血。

抗-HCV抗体（丙型肝炎病毒抗体）的检测意义是什么？

由于丙型肝炎病毒抗体为非保护性抗体，凡该抗体阳性者不能献血。

抗-HIV抗体（人类免疫缺陷病毒抗体）的检测意义是什么？

艾滋病被称为超级癌症，把抗-HIV抗体列为筛查献血者常规项目，其意义重大。被检血清用酶联免疫法（ELISA）初检、复检抗-HIV抗体均为阳性者，进行蛋白印迹试验确证。按国家规定的检测方法检测，凡两次结果均为阳性的献血者不得献血，阳性血液全部处理。由于感染艾滋病的早期，抗-HIV抗体尚未产生，成为HIV携带者（此时为窗口期），虽然检测抗-HIV抗体为阳性，但此时献血，传播艾滋病的风险很大。因此应严格询问献血者的生活史、健康史、输血及血制品史，综合分析，以减少艾滋病传播的可能性。

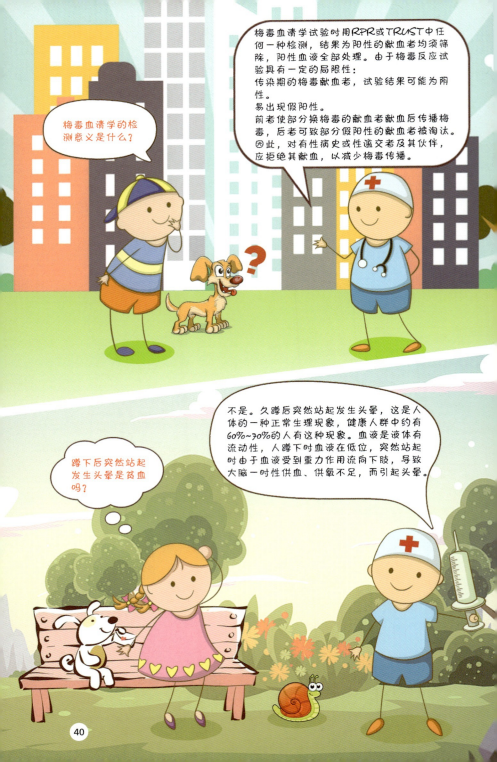

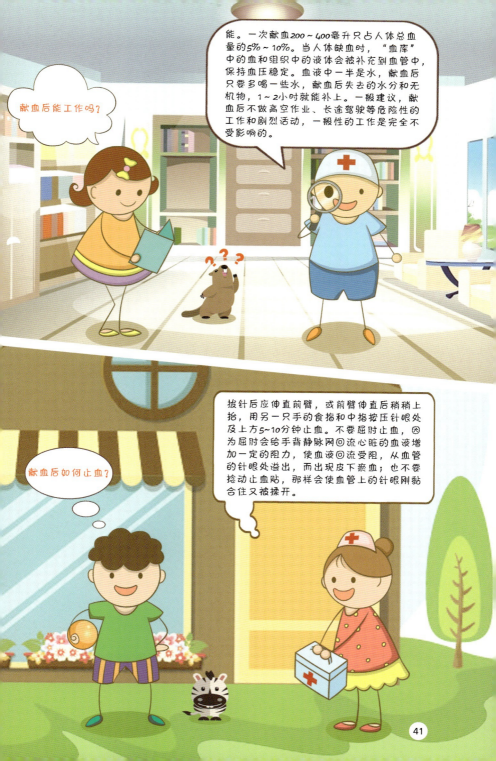

（1）精神过度紧张：对精神紧张者，除宣传献血常识外，在采血过程中与其聊天分散注意力，使其在不知不觉中献完血，下次就不那么紧张了。而不要老是告诫他(她)不要紧张，那样实际上是提醒了他(她)，使他(她)更加紧张。（2）空腹献血：先让其喝些糖水，或吃些可马上提高血糖的素食，然后献血。（3）过度疲劳或夜间睡眠差：休息好再献血。（4）采血不顺利，提高静脉穿刺技术，减少采血中的不顺利现象。（5）晕车后献血，晕车后采血晕厥，实际是晕车症状的继续，采血是诱因。可喝点热水，吃些可口食物，如水果等，到户外散散步，呼吸些新鲜空气，症状消失后再献血。

发生献血反应的原因有哪些？怎样预防？

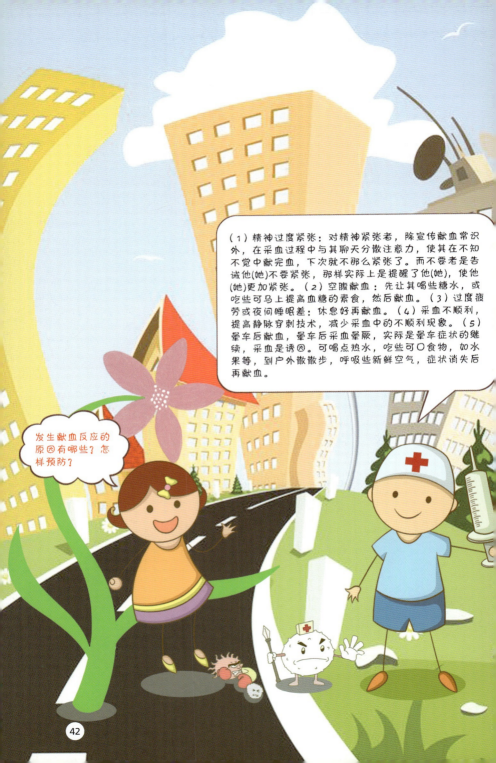

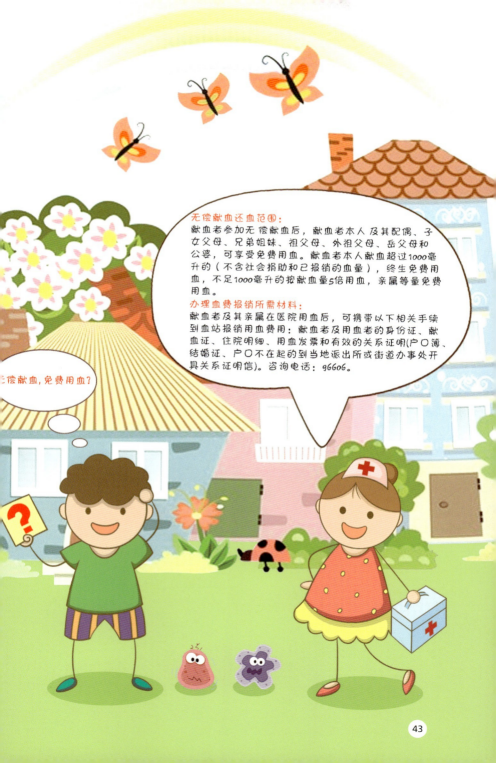

无偿献血还血范围：

献血者参加无偿献血后，献血者本人及其配偶、子女父母、兄弟姐妹、祖父母、外祖父母、岳父母和公婆，可享受免费用血。献血者本人献血超过1000毫升的（不含社会捐助和已报销的血量），终生免费用血，不足1000毫升的按献血量5倍用血，亲属等量免费用血。

办理血费报销所需材料：

献血者及其亲属在医院用血后，可携带以下相关手续到血站报销用血费用：献血者及用血者的身份证、献血证、住院明细、用血发票和有效的关系证明(户口簿、结婚证、户口不在一起的到当地派出所或街道办事处开具关系证明信)。咨询电话：96606。

无偿献血，免费用血？

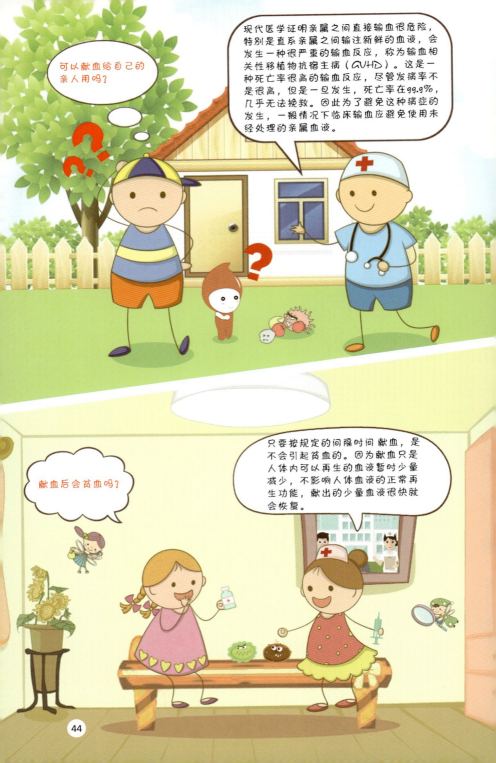

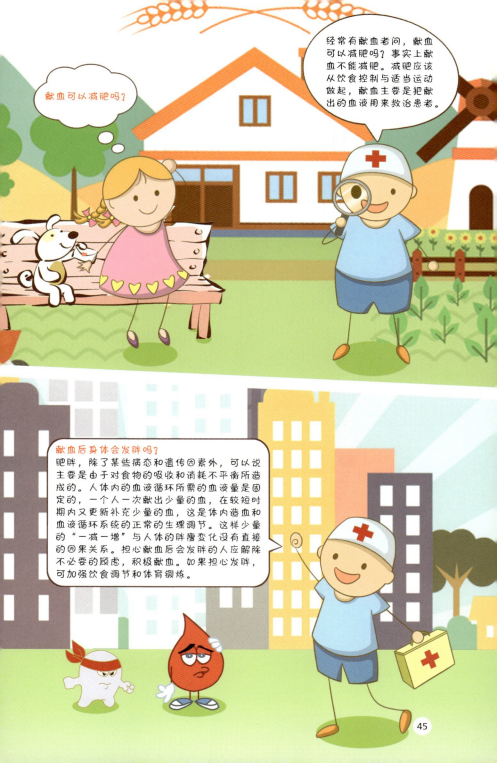

经常有献血者问，献血可以减肥吗？事实上献血不能减肥。减肥应该从饮食控制与适当运动做起，献血主要是把献出的血液用来救治患者。

献血可以减肥吗？

献血后身体会发胖吗？

肥胖，除了某些病态和遗传因素外，可以说主要是由于对食物的吸收和消耗不平衡所造成的。人体内的血液循环所需的血液量是固定的，一个人一次献出少量的血，在较短时期内又更新补充少量的血，这是体内造血和血液循环系统的正常的生理调节。这样少量的"一减一增"与人体的胖瘦变化没有直接的因果关系。担心献血后会发胖的人应解除不必要的顾虑，积极献血。如果担心发胖，可加强饮食调节和体育锻炼。

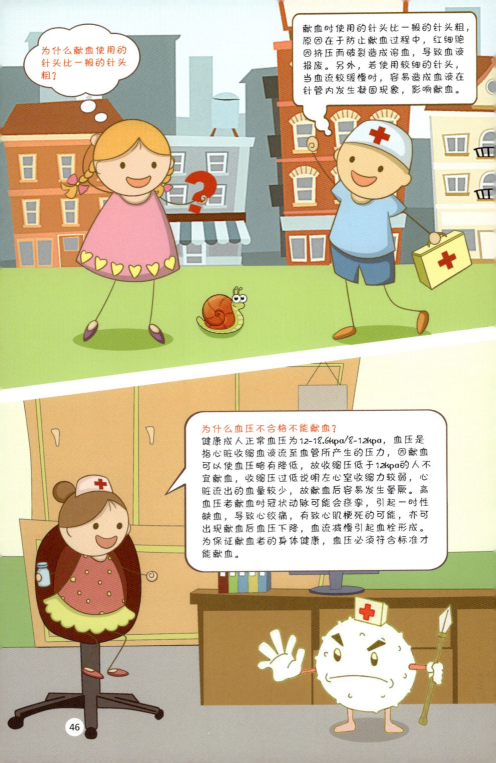

为什么献血使用的针头比一般的针头粗?

献血时使用的针头比一般的针头粗，原因在于防止献血过程中，红细胞因挤压而破裂造成溶血，导致血液报废。另外，若使用较细的针头，当血流较缓慢时，容易造成血液在针管内发生凝固现象，影响献血。

为什么血压不合格不能献血?

健康成人正常血压为12-18.6kpa/8-12kpa，血压是指心脏收缩血液流至血管所产生的压力，因献血可以使血压略有降低，故收缩压低于12kpa的人不宜献血，收缩压过低说明左心室收缩力较弱，心脏流出的血量较少，故献血后容易发生晕厥。高血压者献血时冠状动脉可能会痉挛，引起一时性缺血，导致心绞痛，有致心肌梗死的可能，亦可出现献血后血压下降，血流减慢引起血栓形成。为保证献血者的身体健康，血压必须符合标准才能献血。

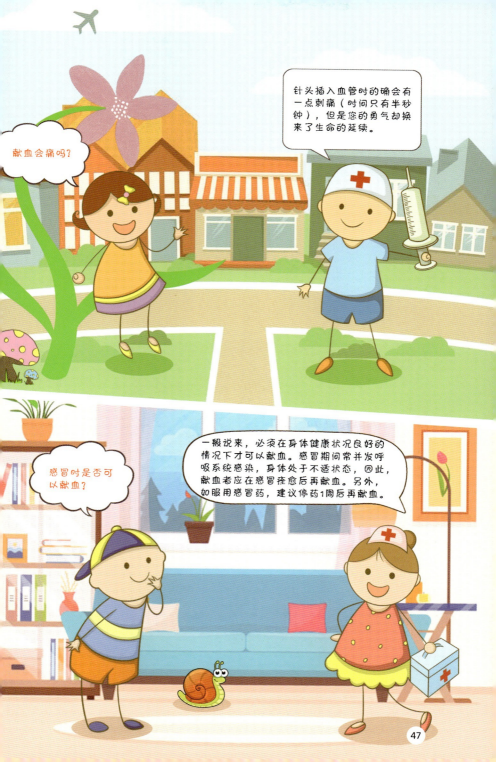

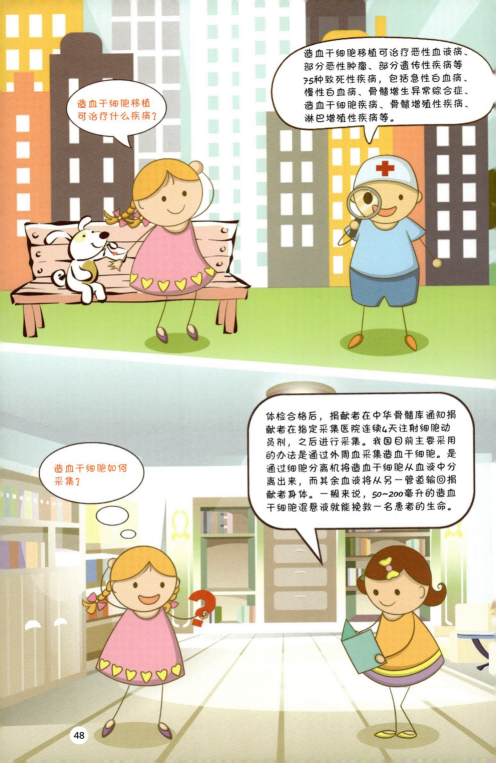

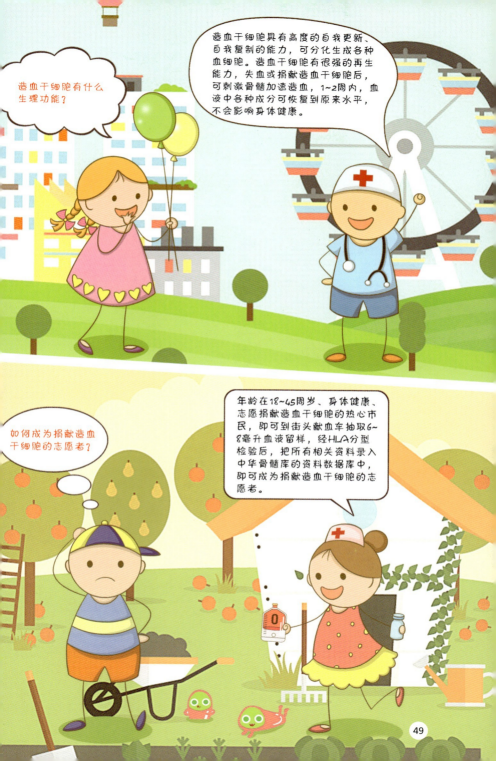

造血干细胞有什么生理功能？

造血干细胞具有高度的自我更新、自我复制的能力，可分化生成各种血细胞。造血干细胞有很强的再生能力，失血或捐献造血干细胞后，可刺激骨髓加速造血，1~2周内，血液中各种成分可恢复到原来水平，不会影响身体健康。

如何成为捐献造血干细胞的志愿者？

年龄在18~45周岁、身体健康、志愿捐献造血干细胞的热心市民，即可到街头献血车抽取6~8毫升血液留样，经HLA分型检验后，把所有相关资料录入中华骨髓库的资料数据库中，即可成为捐献造血干细胞的志愿者。

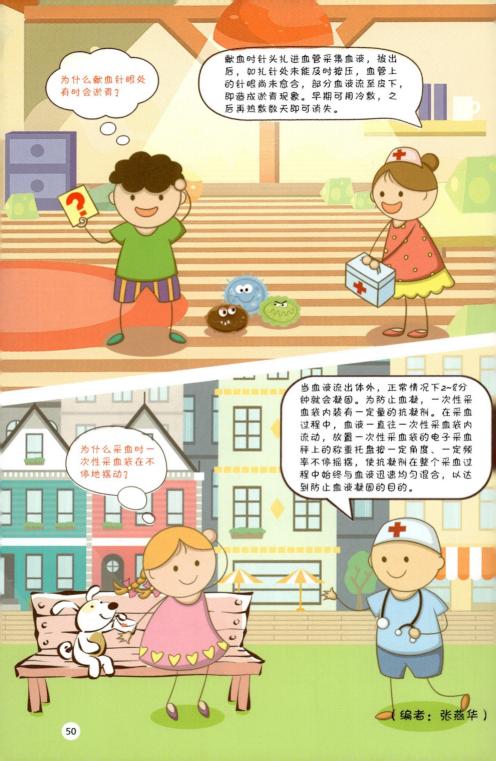

为什么献血针眼处有时会淤青？

献血时针头扎进血管采集血液，拔出后，如扎针处未能及时按压，血管上的针眼尚未愈合，部分血液流至皮下，即造成淤青现象。早期可用冷敷，之后再热敷数天即可消失。

为什么采血时一次性采血袋在不停地摆动？

当血液流出体外，正常情况下2~8分钟就会凝固。为防止血凝，一次性采血袋内装有一定量的抗凝剂。在采血过程中，血液一直往一次性采血袋内流动，放置一次性采血袋的电子采血秤上的称重托盘按一定角度、一定频率不停摇摆，使抗凝剂在整个采血过程中始终与血液迅速均匀混合，以达到防止血液凝固的目的。

（编者：张燕华）

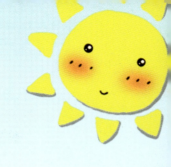

临床输血知识

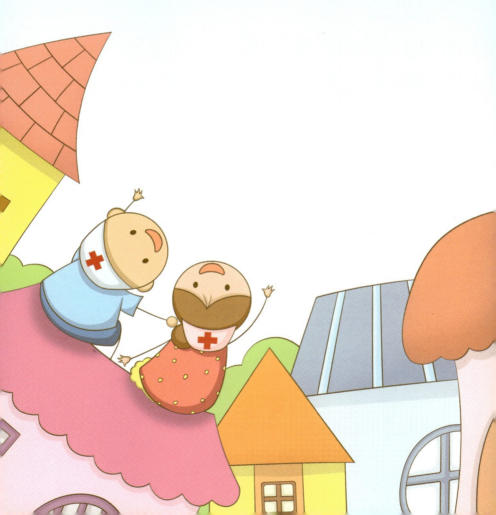

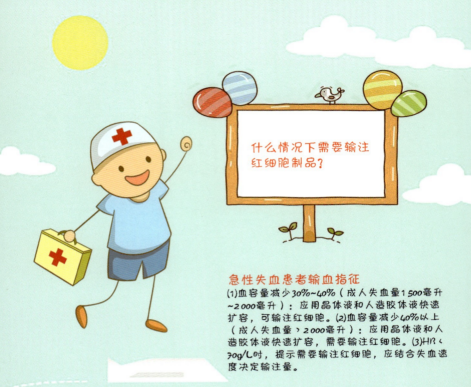

什么情况下需要输注红细胞制品?

急性失血患者输血指征
(1)血容量减少30%~40%（成人失血量1 500毫升~2 000毫升）：应用晶体液和人造胶体液快速扩容，可输注红细胞。(2)血容量减少40%以上（成人失血量>2 000毫升）：应用晶体液和人造胶体液快速扩容，需要输注红细胞。(3)HB<70g/L时，提示需要输注红细胞，应结合失血速度决定输注量。

(4)HB介于70~100g/L之间时，是否需要输注红细胞应根据患者的症状、心肺代偿功能、有无代谢率增高及年龄等因素决定。(5)对于贫血耐受差的患者，需要输注红细胞的HB阈值应适当提高。

围手术期患者输血指征
术中失血应首先使用晶体液和（或）人造胶体液来维持有效循环血容量和血压，年轻及平素健康患者HB<60g/L通常需要输注红细胞，HB>100g/L时，无须输红细胞，HB介于60~100g/L之间时，根据患者身体情况决定是否输注红细胞。

慢性贫血患者输血指征
HB≤60g/L，伴有明显贫血症状者，需要输血，当HB在60~80g/L之间伴有明显贫血症状者通过减少活动量尽量避免输血，当HB在80~100g/L之间时一般不需要积极输血治疗，HB>100g/L不必输血，年龄>65岁或合并心肺疾病、严重感染者HB<100g/L时可酌情选择。

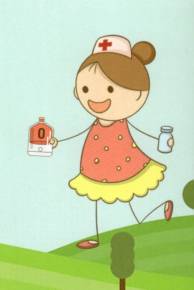

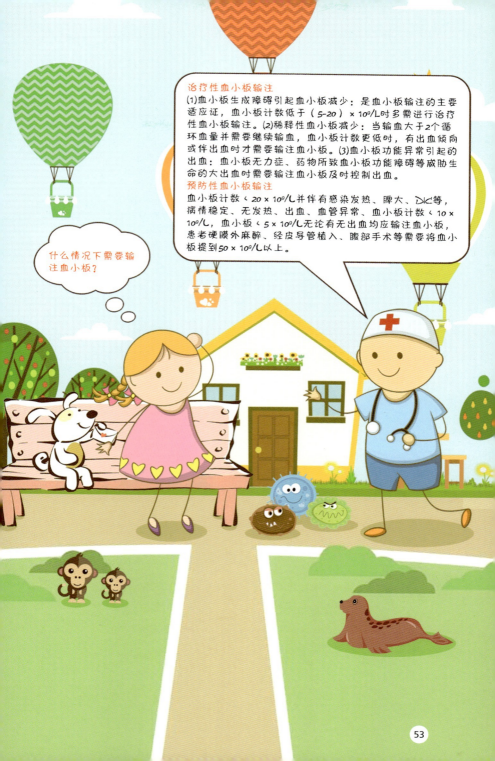

治疗性血小板输注

(1)血小板生成障碍引起血小板减少：是血小板输注的主要适应证，血小板计数低于（5-20）×10⁹/L时多需进行治疗性血小板输注。(2)稀释性血小板减少：当输血大于2个循环血量并需要继续输血，血小板计数更低时，有出血倾向或伴出血时才需要输注血小板。(3)血小板功能异常引起的出血：血小板无力症、药物所致血小板功能障碍等威胁生命的大出血时需要输注血小板及时控制出血。

预防性血小板输注

血小板计数＜20×10⁹/L并伴有感染发热、脾大、DIC等，病情稳定、无发热、出血、血管异常、血小板计数＜10×10⁹/L，血小板＜5×10⁹/L无论有无出血均应输注血小板，患者硬膜外麻醉、经皮导管植入、腹部手术等需要将血小板提到50×10⁹/L以上。

什么情况下需要输注血小板？

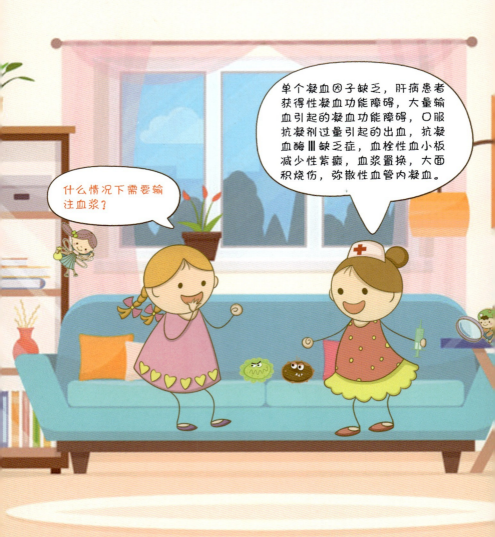

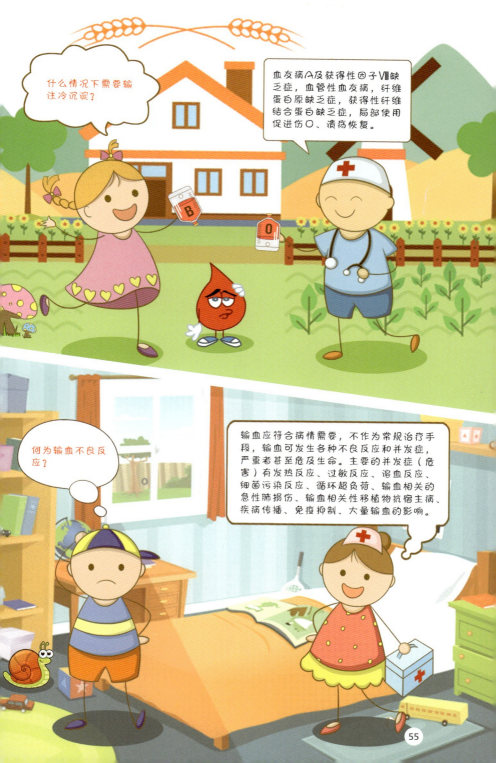

什么情况下需要输注冷沉淀？

血友病A及获得性因子Ⅷ缺乏症，血管性血友病，纤维蛋白原缺乏症，获得性纤维结合蛋白缺乏症，局部使用促进伤口、溃疡恢复。

何为输血不良反应？

输血应符合病情需要，不作为常规治疗手段，输血可发生各种不良反应和并发症，严重者甚至危及生命。主要的并发症（危害）有发热反应、过敏反应、溶血反应、细菌污染反应、循环超负荷、输血相关的急性肺损伤、输血相关性移植物抗宿主病、疾病传播、免疫抑制、大量输血的影响。

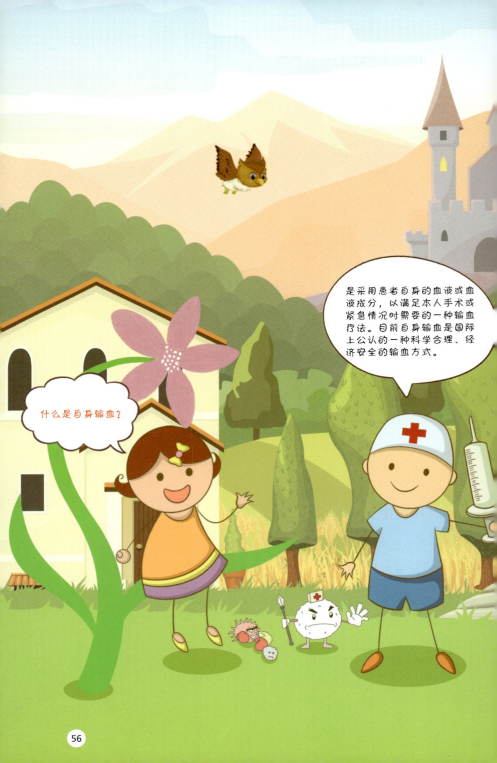

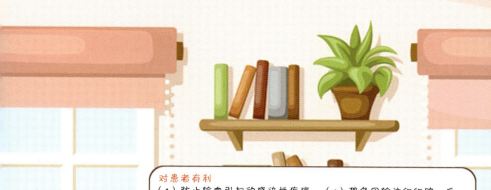

对患者有利

（1）防止输血引起的感染性疾病。（2）避免因输注红细胞、白细胞和血小板以及蛋白抗原而发生同种免疫作用所致的溶血、发热、过敏反应、输血相关性移植物抗宿主病、输血相关性急性肺损伤、血小板输注无效和输血后紫癜以及同种抗体的产生。（3）避免同种异体输血对受血者免疫功能的抑制，防止发生输血相关性移植物抗宿主病（TA-GVHD）。（4）为稀有血型以及因输血和多次妊娠产生多种同种抗体而配血困难的患者及时提供适合的手术用血。（5）术前实施的多次采血，能刺激骨髓造血功能，增加红细胞生成，使患者手术后造血比手术前快。（6）稀释式自体输血可降低患者的血液粘稠度，并改善微循环，取得对组织的最佳供氧效果。（7）回收式自体输血可以即时、快速地抢救急性大出血患者的生命。

对血液中心和输血部门有利

减少输血使用量，扩大血液来源。适用于血液供应困难的偏远地区。

自身输血有什么优点？

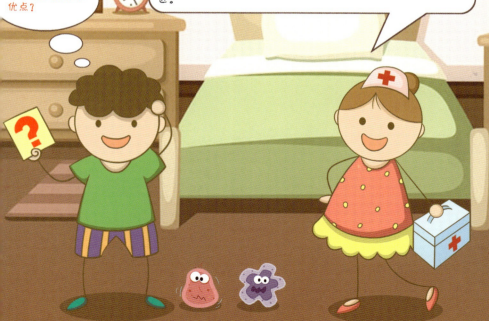

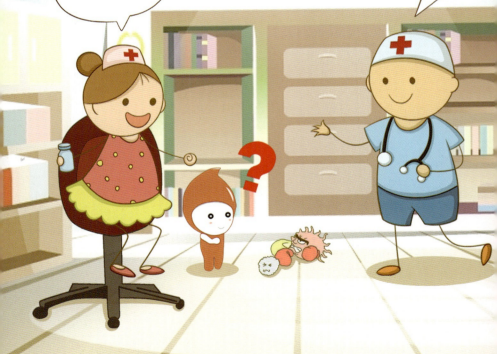

血站为患者提供的血液制品虽经过采供血机构按国家标准进行检测，但受到当前科技水平的限制，现有的检验手段不能够完全解决病毒感染的窗口期和潜伏期问题。窗口期是指机体被病毒感染后，到足以被检测出抗体的这段时期。潜伏期是指病原体侵入身体到最初出现症状和体征的这段时期。

因此，输入经过检测正常的血液制品，仍有可能发生经血液制品传播的传染性疾病。同时，也可能发生不良反应。

输血存在风险吗？

（编者：杜滨）

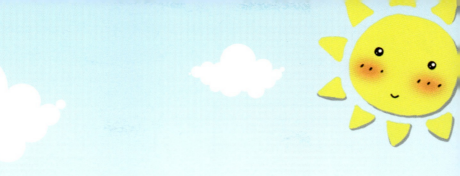

三位一体 无偿献血健康科普新模式

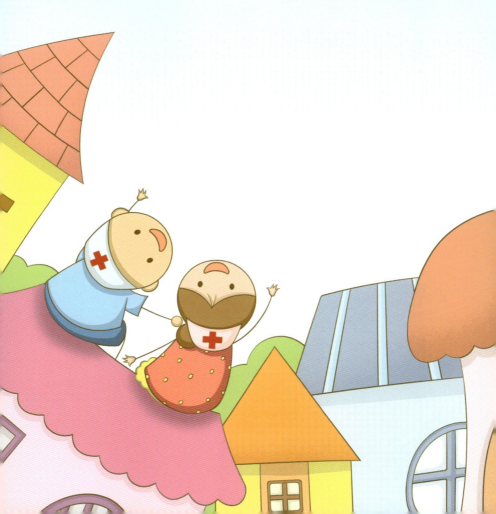

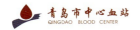

青岛市无偿献血健康科普基地简介

青岛市无偿献血健康科普基地是山东省内首家集多媒体智能互动为一体的无偿献血健康科普展馆,展陈面积近 200 平方米,面向社会免费开放。无偿献血健康科普基地作为岛城唯一的集无偿献血知识科普、志愿服务技能实训、献血者爱心展示三位一体的科普平台,以健康需求为导向,主动为市民、志愿者、献血者及中、

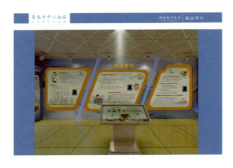

小学生传播健康理念、普及健康知识,是市中心血站传播健康理念、普及健康知识的重要途径。无偿献血健康科普基地共分为三个展区,以趣味生动、深入浅出的方式辅以多媒体

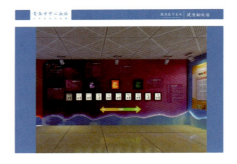

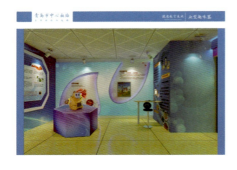

高科技手段,别开生面地展示血液检测、采集、分离、检验等多个环节的操作流程;全面、系统地介绍血液与健康、用血返还政策、无偿献血流程等方面的知识。

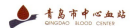

青岛市无偿献血健康科普基地荣获全国首批"健康促进与教育优秀实践基地",成为山东省内首家获此殊荣的采供血机构。

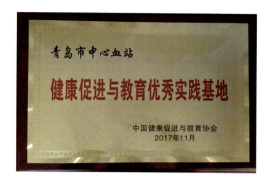

青岛市无偿献血健康科普基地先后被市科协、市红十字会、市妇联、市卫计委、市教育局、中国健康促进与教育协会授予"青岛市科普教育基地""红十字志愿服务基地""青岛市巾帼文明岗公益志愿服务基地""青岛市无偿献血健康教育基地""未成年人社会课堂"等荣誉称号,并荣获市卫计委"文明服务示范窗口"。

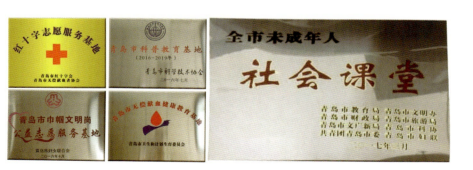

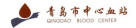

特色科普活动精彩掠影

无偿献血健康科普集赞回礼活动

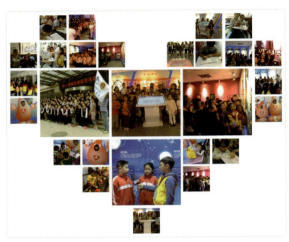

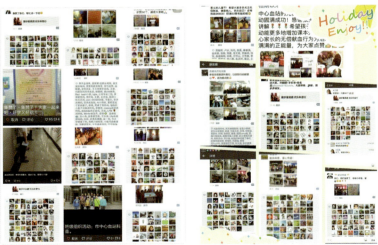

　　鼓励健康科普活动参与者分享无偿献血健康科普活动精彩瞬间至朋友圈，集赞并将截图发至市中心血站公众号，即有机会赢得心动大奖。激发公众参与无偿献血健康科普活动的热情，同时借助新媒体平台，全力扩大无偿献血健康科普活动影响范围，获得极高的社会赞誉。

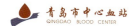

血液连接你我　科普相伴成长

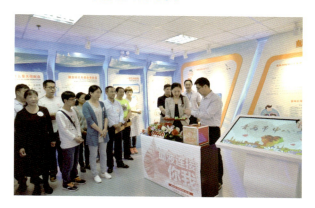

2016年6月14日——第13个世界献血者日，在这个欢庆的日子里，众多爱心市民欢聚于市中心血站无偿献血健康科普基地。大家畅游于无偿献血知识的海洋里，感受无偿献血科普的无穷乐趣。上午9时许，无偿献血健康科普集赞回礼抽奖仪式在青岛市中心血站无偿献血健康科普基地隆重举行。

"科普相伴 与爱同行"健康科普亲子烘焙活动

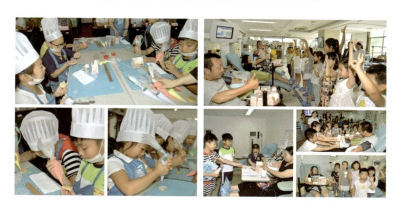

市中心血站联合市南区科协、金门路街道共同开展的"科普相伴 与爱同行"健康科普活动。通过无偿献血健康知识科普，大家领会到无偿献血者的博爱与无私。同学们在饮食科普培训师的指导下，动手制作烘焙的富有创意的小点心，并在工作人员的引领来到献血大厅，将饱含着爱与敬意的创意饼干送给正在奉献爱心的献血者，对献血者的博爱情怀表示深挚感谢。通过此项活动在孩子们幼小的心灵里培植善念，期望未来他们能够在博爱、奉献精神的引领下，勇往直前、传承大爱。

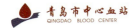

无偿献血健康科普英语沙龙

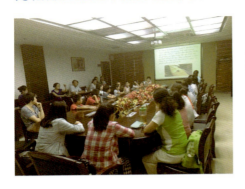

市中心血站联袂青岛德国总督楼旧址博物馆开展无偿献血健康科普英语沙龙。在外教Richard的主持下，由大家的自我介绍中轻松展开，大家彼此熟悉后便转入无偿献血这个爱心话题。大爱无疆，爱无国界。在Richard的引领下，现场的大朋友、小朋友都积极热切地来表达自己的观点，真切感受到了异域文化与热忱爱心的完美契合！

英语沙龙活动后，大家来到无偿献血健康科普基地，讲解员寓教于乐的讲解，趣味盎然的互动体验，加深了大家对无偿献血健康知识的认同和理解。

无偿献血健康科普征文摄影大赛

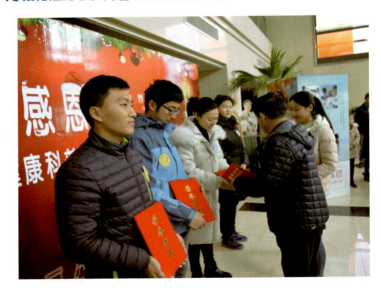

举办"感恩有您"主题征文、摄影大赛，以回馈爱心市民对无偿献血健康科普工作的厚爱与支持。大赛通知一经发出，立即得到了社会各界爱心人士的积极响应，共收到参赛作品200余件。进一步扩大无偿献血公益事业的社会影响力。

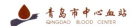

"热血传真情 墨香书大爱" 迎新春送祝福活动

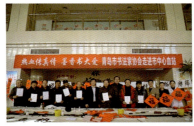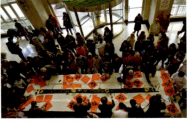

　　2017 年 1 月 20 日（农历腊月二十三），汉族民间传统的祭灶日，又称"小年"。为向博爱无私的无偿献血者表达新春的美好祝福，市中心血站携手青岛市书法家协会举行了以"热血传真情 墨香书大爱"为主题的迎新春送祝福笔会。当日百余位学生及家长齐聚无偿献血健康科普基地，参加无偿献血健康科普活动，并共同参与见证青岛市书法家协会副主席张景一行 10 位岛城知名书法家、图腾书法学校 10 余位书法新秀及老师现场挥毫泼墨为献血者送上真挚祝福的温馨时刻。

"热血真情 – 生命绿洲" 健康大讲堂

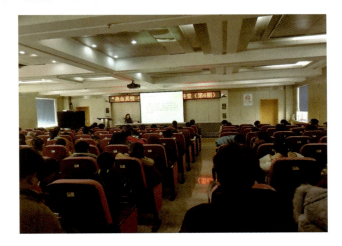

　　开展多元化、多维度无偿献血健康知识科普，为社会公众健康谋福祉。市中心血站与市立医院联办"热血真情 – 生命绿洲"健康大讲堂，普及健康知识、传播健康理念。市民在现场与资深专家深入交流，听取专家个性化建议指导，收获颇丰。健康大讲堂惠民利民，社会反响极佳，进一步提升无偿献血社会公益事业的社会知晓率和美誉度。

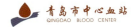

学雷锋　尚新风　无偿献血健康科普进社区

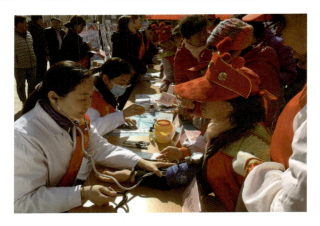

　　青岛市无偿献血健康科普基地是岛城首批巾帼文明公益志愿服务基地之一。2017 年 3 月 2 日上午,在第 54 个学雷锋日即将来临之际,市中心血站应邀参与了市妇联开展的"推进七项治理 巾帼志愿在行动"——学雷锋志愿服务活动。巾帼志愿者们精心准备了融合惠民义诊、健康宣教等元素的特色科普活动,这也是无偿献血健康科普首次走进市南社区。

健康科普　与爱同行　我为爱心·树添色彩

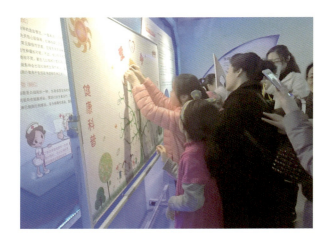

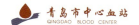
2017年3月12日,青岛市无偿献血健康科普基地举行了盛大的"健康科普 与爱同行 我为爱心树添色彩"无偿献血健康科普活动,近300位同学及家长如约参加本次活动。走进无偿献血健康科普基地,同学们融入到了快乐的海洋。多元化智能互动,寓教于乐的科普游戏,引导青少年探寻血液奥秘,倡导健康文明的生活方式。

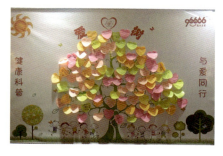

同学们书写真挚的爱心感言,感人肺腑的真切留言将"爱心树"装扮的五彩斑斓。正所谓:"十年树木,百年树人。"我们坚信,今朝爱心善念的悉心培植,必将成就未来社会文明之林的浓郁苍翠!

寒、暑假期无偿献血社会公益课堂

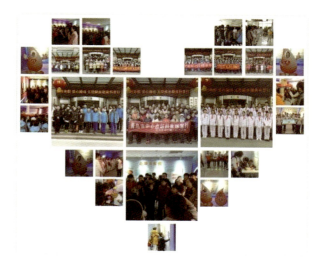

寒假期间,青岛市无偿献血健康科普基地面向中小学生开展以"缤纷寒假 爱心涌动"为主题的无偿献血健康科普活动,倡导科学、文明、健康的生活方式,引导青少年探秘输血发展史,培养青少年探索血液奥秘的兴趣。10余所中小学校,近2 000位同学和家长参与了本次无偿献血健康科普主题活动,进一步促进了学校素质教育和社会公益科普活动的有效衔接。

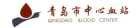
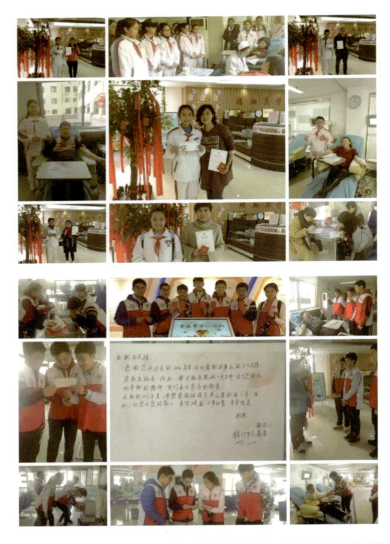

　　同学们利用春节期间个人售卖废品的零用钱,在指定时间内按照规定路线来到无偿献血健康科普基地。在学习无偿献血健康知识的同时完成爱心任务,在奉献爱心的过程中,学会感恩,学会尊重他人,学会关心、关爱社会,从小树立正确的人生观和价值观。

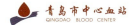

暑期开展以"相约科普　爱满暑期"为主题的无偿献血健康科普活动,将无偿献血健康科普基地作为同学们社会爱心实践的课堂。在暑期无偿献血健康科普主题活动中,开展科普宣讲30余场,接纳参观者4 000余人。寓教于乐的科普讲解,生动有趣的互动体验,将书本知识与社会公益实践有效衔接,既丰富了暑期生活,又开阔了视野,博得参与者的高度赞誉。

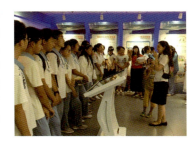

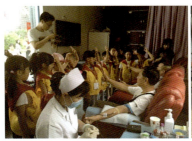

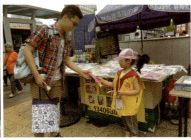

热血凝爱　科普融情　无偿献血健康科普展

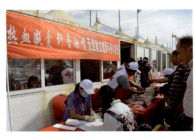

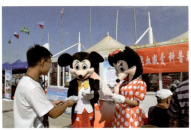

应邀参与青岛2016年全国科普日暨青岛优秀科普成果展,举办"热血凝爱 科普融情"无偿献血健康科普活动。无偿献血健康科普展现场精心准备了融合惠民义诊、健康宣教、无偿献血知识科普等元素的特色活动,获得一致好评。

(编者:张进)